Latifa MTIBAA
Wiem KOUKI
Boutheina JEMLI

Toxoplasmose em mulheres grávidas

Latifa MTIBAA
Wiem KOUKI
Boutheina JEMLI

Toxoplasmose em mulheres grávidas

Contribuição do diagnóstico serológico

ScienciaScripts

Cover image: www.ingimage.com

This book is a translation from the original published under ISBN 978-620-6-71860-4.

Publisher:
Sciencia Scripts
is a trademark of
Dodo Books Indian Ocean Ltd. and OmniScriptum S.R.L publishing group

120 High Road, East Finchley, London, N2 9ED, United Kingdom
Str. Armeneasca 28/1, office 1, Chisinau MD-2012, Republic of Moldova, Europe
Printed at: see last page
ISBN: 978-620-8-23807-0

Lista de abreviaturas

Ac: anticorpo

ECLIA: Imunoensaio de electrocimiluminescência

ELISA: **Ensaio de** Imunoabsorção Enzimática

GRA 1: Proteínas de grânulos densos 1

GRA 7: Proteínas de grânulos densos 7

GRA 8: Proteínas de grânulos densos 8

HMPIT: Hôpital Militaire Principal d'Instruction de Tunis (Hospital Militar Principal de Instrução de Tunes)

IFI: imunofluorescência indireta

IgA: imunoglobulina **A**

IgG: imunoglobulina G

IgM: imunoglobulina M

MIC 3: Micronème 3

Pe: proporção de um acordo aleatório

Po: proporção de concordância observada

SAG 1: *Antigénio de superfície* 1

SAG 2: *Antigénio de superfície* 2

TMB: tetrametilbenzidina

Conteúdo

Introdução

Introdução

Certas doenças infecciosas causam abortos inexplicáveis nas mulheres grávidas e malformações nos recém-nascidos. A toxoplasmose é uma dessas doenças que constitui um problema de saúde mundial [1]. Na Tunísia, a prevalência é estimada entre 47% e 58% em 2018, e varia significativamente com a idade (52% aos 20 anos e 70% aos 30 anos) [2].

A toxoplasmose é uma zoonose cosmopolita causada por um parasita intracelular obrigatório, o *Toxoplasma gondii*, que se apresenta sob várias formas: taquizoíto, bradizoíto e oocisto [3]. Pode ser transmitido por várias vias: ingestão, transplante de órgãos, transfusão de sangue e transmissão transplacentária [4].

Existem três entidades clínicas: toxoplasmose pós-natal adquirida em indivíduos imunocompetentes (a forma ligeira), toxoplasmose em indivíduos imunocomprometidos (a forma grave) e toxoplasmose congénita. A toxoplasmose congénita resulta da transmissão do parasita da mãe para o feto após uma infeção materna primária. O toxoplasma atravessa a placenta e infecta o feto, resultando em aborto, morte fetal no útero ou malformações graves com danos no sistema nervoso central. Estas formas graves são observadas principalmente em casos de seroconversão no início da gravidez, devido à imaturidade do sistema imunitário do feto; quanto mais tarde a mãe for infetada, mais o risco de formas graves diminui a favor de formas benignas ou latentes [5].

Esta infeção primária produz anticorpos de diferentes isótipos (imunoglobulina M (IgM), imunoglobulina G (IgG), imunoglobulina A (IgA)) especificamente dirigidos contra antigénios do parasita [6]. Por conseguinte, é essencial dispor de várias técnicas serológicas discriminatórias para detetar qualquer seroconversão em mulheres grávidas e para datar a infeção, sendo a IgM caraterística da fase aguda e a IgG reveladora de uma infeção mais antiga. Os testes de avidez da IgG também podem ser utilizados para determinar a data da infeção [7]. Estes incluem o teste do corante, a imunofluorescência indireta (IFI), a electroquimioluminescência (ECLIA) e o ensaio de imunoabsorção enzimática (ELISA) [4]. No entanto, a interpretação quotidiana está repleta de dificuldades, as mais comuns das quais estão relacionadas com a não normalização dos reagentes, o que pode levar a interpretações erróneas ou a discrepâncias de estado, dado que as várias estratégias de interpretação serológica se baseiam na combinação dos resultados de vários testes [8]. Por conseguinte, devem ser adoptadas medidas comparáveis, no âmbito de uma boa prática médica, para garantir a melhor interpretação possível.

O objetivo do nosso estudo é :

- Comparar os resultados da serologia anti-Toxoplasma *gondii* (IgG) em mulheres grávidas utilizando três técnicas:

➔ ® ECLIA (Elecsys Toxo IgG)

➔ TM TM ELISA (Platelia Testline TOXO IgG) e (Platelia Toxo IgG)

➔ E WESTERN BLOT (IgG *de Toxoplasma* em linha de blot).

Materiais e métodos

Hardware

1. Descrição do estudo :

1.1. Tipo de estudo :

- Trata-se de um estudo transversal efectuado no laboratório de Parasitologia-Micologia do Hôpital militaire principal d'instruction de Tunis entre 23 de janeiro de 2023 e 15 de abril de 2023.

1.2 População do estudo

- A população estudada foi composta por 53 gestantes encaminhadas ao laboratório de Parasitologia-Micologia para realização de sorologia para toxoplasmose.

1.2.1 Critérios de inclusão :

- As mulheres incluídas neste estudo estão grávidas e imunizadas com um perfil serológico (IgG+ e IgM-).

1.2.2 Critérios de exclusão :

- Mulheres em idade fértil que não estejam grávidas.
- Mulheres grávidas com um perfil serológico (IgG- e IgM+) ou (IgG+ e IgM+) ou (IgG- e IgM-).

2. Equipamento utilizado :

2.1. Consumíveis

Tubos de utilização única.

- Luvas de utilização única.

- Tampas das extremidades.

- Pipetas ajustáveis ou fixas, capazes de medir e dispensar 10 µl a 100 µl, 1 ml, 2 ml.

- Cremalheira.

- Papel absorvente.

- Cronómetro.

- Película adesiva transparente.

2.2. Reagentes utilizados

2.2.1. ®Elecsys Toxo IgG (Apêndice 1)

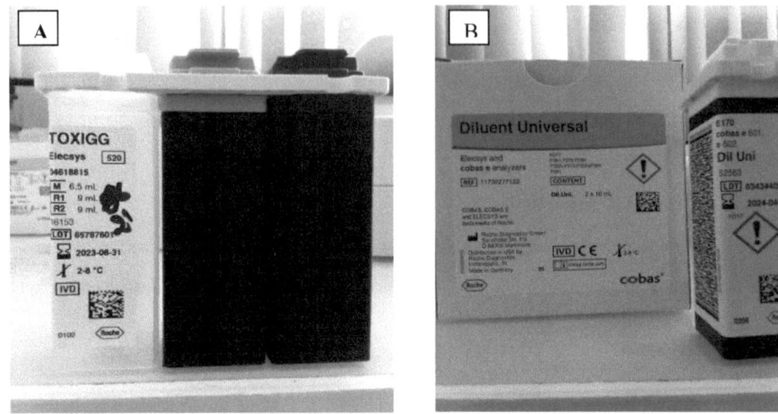

Figura 1A: O recipiente de reagentes (M, R1, R2); B: O diluente da amostra

(Laboratório de Parasitologia, HMPIT)

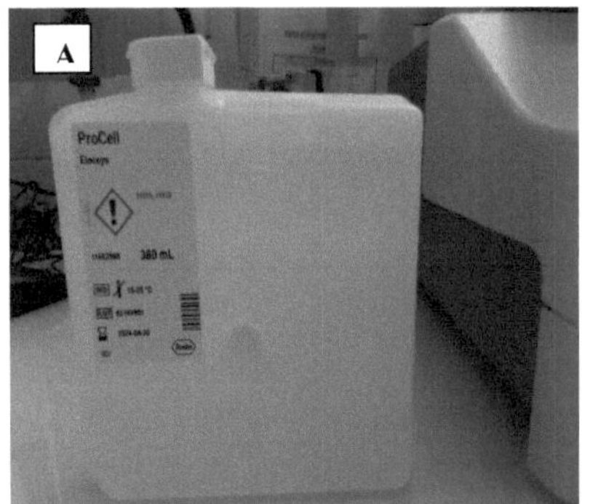

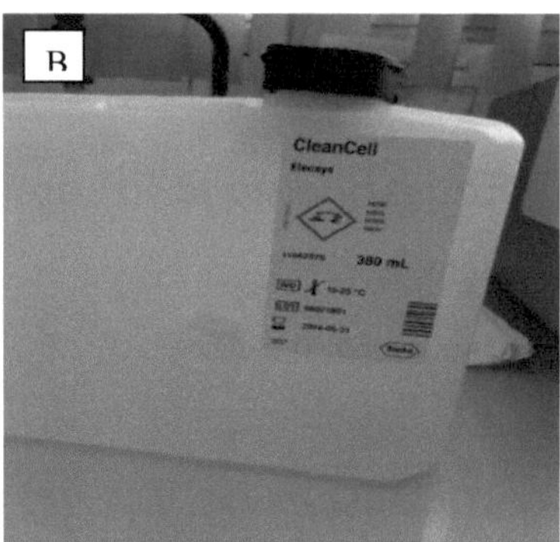

Figura 2A: Sistema tampão ProCell; B: Solução de lavagem ClenCell para a célula de medição.

(Laboratório de Parasitologia, HMPIT)

2.2.2. Kit Platelia TM Testline TOXO IgG (apêndice 2)

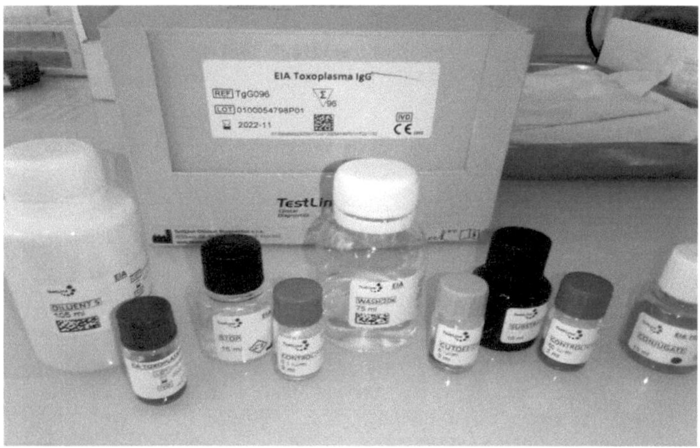

Figura 3 Reagentes Platelia TM Testline TOXO IgG

(Laboratório de Parasitologia, HMPIT)

2.2.3. Kit de linha de blot *de Toxoplasma* IgG (apêndice 3)

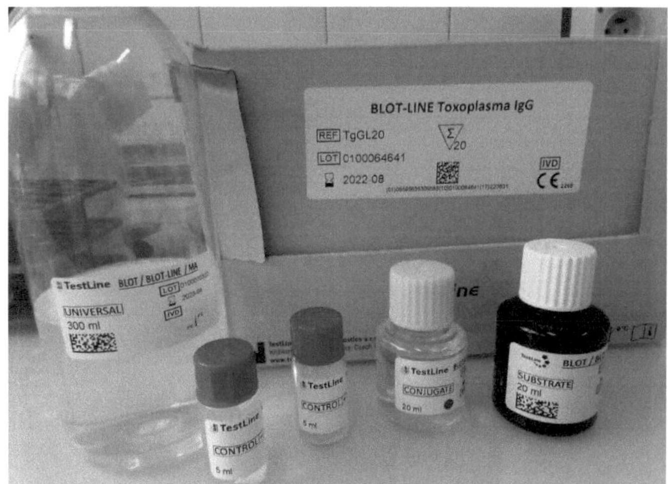

Figura 4 Reagentes da linha *Toxoplasma* IgG Blot

(Laboratório de Parasitologia, HMPIT)

2.2.4. ™Kit de platelia Biorad TOXO IgG (apêndice 4)

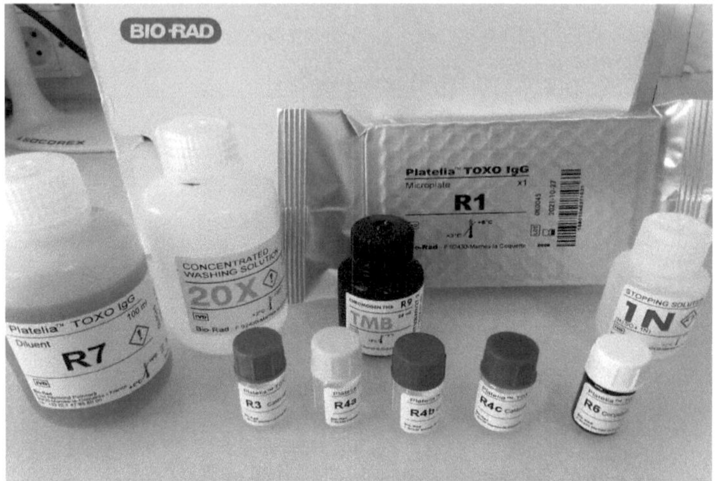

Figura 5 Reagentes Platelia TM Biorad TOXO IgG

(Laboratório de Parasitologia, HMPIT)

2.3. Equipamento

*Juicer

*Espectrofotómetro

*Hoover

*Cobas e 411

*incubadora

*Designer

Métodos

1. Metodologia do estudo :

®Estudámos o título de IgG em 53 soros de mulheres grávidas inicialmente testados pela técnica ECLIA (Elecsys Toxo IgG), subdivididos em três grupos de acordo com o nível de IgG: o grupo cujo nível variou entre 30 e 300 UI/ml, o segundo entre 300 e 1000 UI/ml e o último acima de 1000 UI/ml. ™™ Estes soros foram depois novamente testados por ELISA (Platelia Biorad), ELISA (Platelia Testline) e Blot-line *Toxoplasma* IgG.

2. Recolha de dados :

O formulário de recolha de dados foi utilizado para recolher os vários dados necessários para comparar os nossos resultados com os da literatura, incluindo os parâmetros necessários para o nosso trabalho: **idade, número de gravidezes (idade gestacional), paridade, idade gestacional da gravidez atual** (Anexo 5).

3. Colheita de sangue :

O sangue é retirado da veia superficial do cotovelo após desinfeção do local e aplicação de um torniquete. O sangue é depois recolhido em tubos secos.

4. Técnicas utilizadas no ensaio de IgG

A amostra de sangue é centrifugada a 3.500 rpm durante 9 minutos. Após a centrifugação, o soro é separado e utilizado para o ensaio serológico.

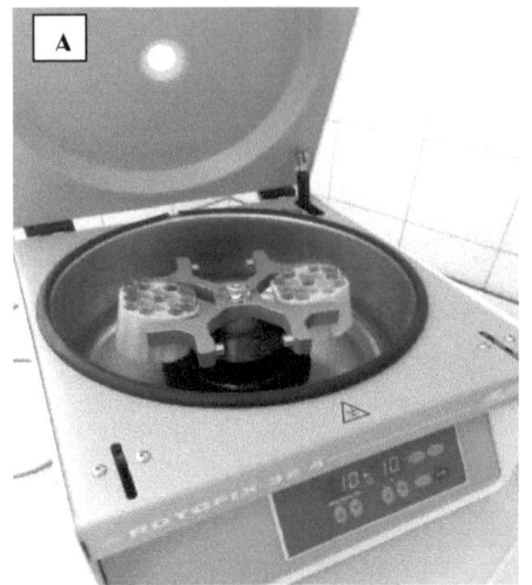

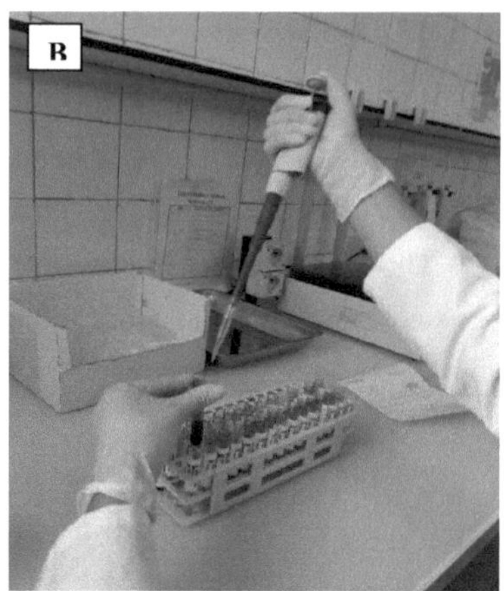

Figura 6A: Centrifugação de tubos serológicos; B: Separação do sangue

(Laboratório de Parasitologia, HMPIT)

4.1 ECLIA: Electro-Chemi-luminescent-immuno-assay :

Esta técnica foi efectuada no sistema automatizado Cobas e 411 (Figura 7), que permite que a IgG seja titulada contra uma curva padrão.

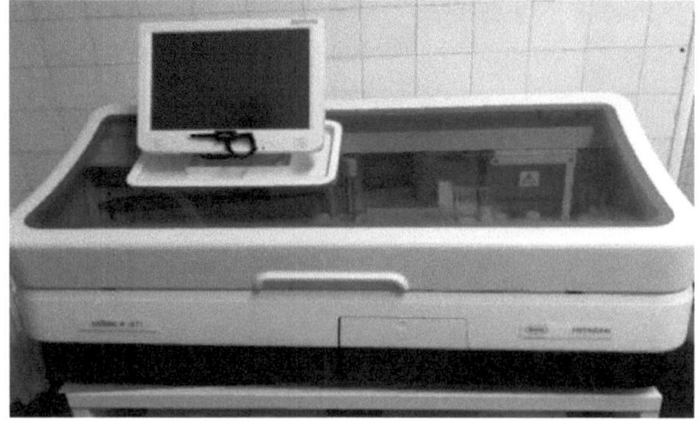

Figura 7 Controlador COBASe411

(Laboratório de Parasitologia, HMPIT)

4.1.1 Método de sanduíche :

▪ <u>1ª incubação</u>: 10 µL de amostra são colocados na presença de um antigénio específico *de T. gondii* recombinante biotinilado e de um antigénio específico de T. *gondii* recombinante marcado com ruténio. Forma-se uma "**sanduíche**".

<u>Segunda incubação</u>: são adicionadas micropartículas revestidas com estreptavidina à cuvete de reação. O complexo imune é ligado à fase sólida por uma ligação estreptavidina-biotina.

A mistura de reação é arrastada para a célula de medição onde as micropartículas são mantidas na superfície do elétrodo por um íman. A fração livre é removida através da passagem de ProCell ou ProCell M. Uma diferença de potencial aplicada ao elétrodo desencadeia a produção de luminescência, que é medida por um fotomultiplicador.

Os resultados são obtidos utilizando uma curva de calibração e expressos em UI/ml. Esta é gerada especificamente para o analisador utilizado através de uma calibração de 2 pontos e de uma curva de referência armazenada na etiqueta do código de barras -do reagente ou no -ecodebar **(figura 8) (apêndice 1)**

Duração total do ciclo analítico: 18 minutos.

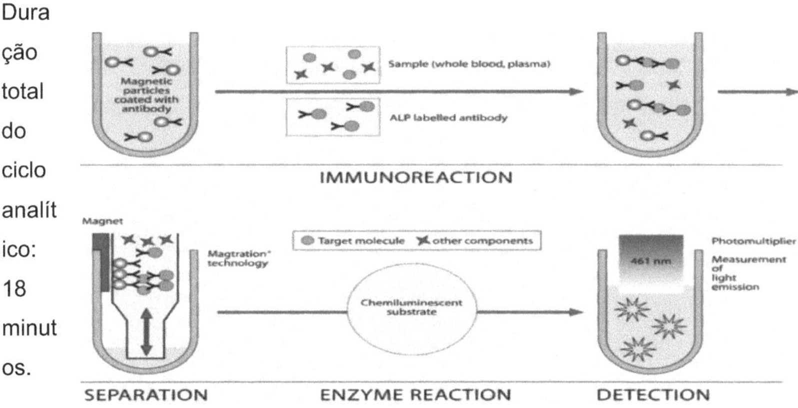

Figura 8 Diagrama esquemático do princípio da reação ECLIA

<u>(https://www.freepng.fr/png-69juff/)</u>

4.1.2. Interpretação dos resultados :

Mesa I Interpretação dos resultados do método ECLIA

Título de anticorpos	Interpretação
<1 UI/ml	Negativo
1<x <30 UI/ml	Duvidoso que se repita após 3 semanas
≥30 UI/ml	Positivo

4.2. ELISA: (Enzyme-Linked ImmunoSorbent Assay): Método indireto.

4.2.1. Princípio da técnica ELISA

. O princípio desta técnica de imunoensaio enzimático consiste em colocar os anticorpos maternos em contacto com antigénios específicos. Os complexos resultantes são então detectados pela adição de um conjugado anti-anticorpo marcado, que é uma fração de imunoglobulina animal, à IgG humana conjugada com peroxidase de rábano. A atividade da peroxidase é determinada no ensaio por um substrato que contém TMB. A positividade é indicada quando a cor azul aparece após a adição da solução de paragem, a cor azul muda para amarelo. A intensidade da cor amarela é medida por um fotómetro a 450 nm e é proporcional à

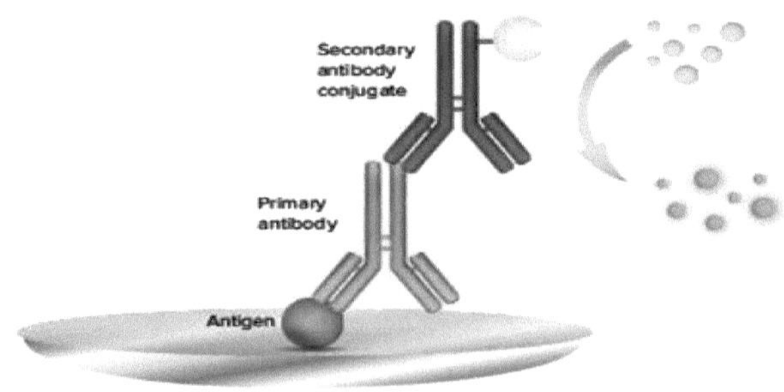

concentração de anticorpos IgG específicos na amostra (figura 9) (apêndices 2 e 3).

Figura 9 Diagrama esquemático do princípio da reação ELISA: ELISA indireto

(https://fr.moleculardevices.com/applications/enzyme-linked-immunosorbent-

4.2.2. TM Interpretação dos resultados (método semi-quantitativo Platelia Testline)

Tabela II Interpretação dos resultados do PlateliaTM Testline (método semi-quantitativo)

Índice	Interpretação
<0.9	Negativo
0.9<x <1.1	Duvidoso
≥1.1	Positivo

4.2.3. TMInterpretação dos resultados (método quantitativo Platelia Biorad)

Tabela III Interpretação dos resultados do Platelia TM Biorad (método quantitativo)

Título de anticorpos	Interpretação
<6IU/ml	Negativo
6<x<9 UI/ml	Duvidoso
≥9 UI/ml	Positivo

4.3. IgG *de Toxoplasma* em linha de blot

4.3.1. Princípio :

O kit BLOT-LINE detecta anticorpos IgG específicos contra antigénios recombinantes *de Toxoplasma gondii* no soro ou plasma humanos.

Os antigénios recombinantes, altamente purificados, são transferidos para uma membrana de nitrocelulose ligada a um tampão de plástico. Na primeira fase da reação, as tiras individuais são incubadas com a amostra a testar, com anticorpos específicos (se presentes na amostra) a ligarem-se aos antigénios correspondentes disponíveis comercialmente na tira. Após a lavagem, as tiras são então incubadas com um conjugado e visualizadas utilizando uma solução de substrato. Para verificar a validade dos testes, as tiras incluem uma tira de controlo conjugada e uma tira de controlo que indica a funcionalidade e a sensibilidade do kit (apêndice 3).

4.3.2. Diagrama das tiras *de Toxoplasma* IgG em linha de blot

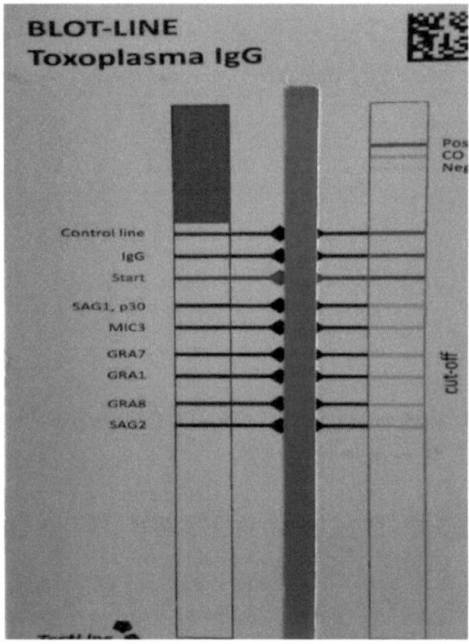

Figura 10 Tiras de IgG de Toxoplasma em linha de blot

(Laboratório de Parasitologia, HMPIT)

4.3.3. Caraterísticas de cada banda antigénica expressa por *Toxoplasma gondii* :

Tabela IV Caraterísticas dos antigénios expressos por *Toxoplasma gondii*

Antigénio	Descrição
SAG 1	p30; um antigénio de superfície altamente imunogénico e antigénico envolvido na ativação da resposta imunitária dos taquizoítos durante a fase aguda da toxoplasmose; um bom marcador serológico para anticorpos contra *T. gondii* na fase aguda e crónica da infeção; títulos elevados de IgG, IgM e IgA.
MIC 3	p90; forte adesão e é um dos principais candidatos a vacinas. Trata-se de um dímero de 90 kDa, uma proteína rica em cisteína. É expressa em taquizoítos, bradizoítos e esporozoítos e tem excelentes propriedades imunitárias.
GRA 1	p24; uma proteína altamente imunogénica cuja reatividade se verifica, em grande medida, na fase crónica da doença.
GRA 7	p29; expressa em todas as formas infecciosas de toxoplasma. Provoca uma forte resposta de anticorpos na fase aguda da infeção. É considerada uma ferramenta de diagnóstico importante, adaptada à fase crónica da infeção.
GRA 8	p35; proteína altamente imunogénica, mais adequada para a fase aguda do que para a fase crónica.
SAG 2	p22; uma proteína de superfície importante conhecida como ligando. Eficaz para a deteção de anticorpos IgG em doentes com toxoplasmose aguda.

4.3.4. Interpretação dos resultados

Mesa V Interpretação dos resultados da linha de blot

Bandas de antigénios específicos	Avaliação
Pelo menos uma banda positiva	Positivo
Uma cassete duvidosa	Duvidoso
Sem banda positiva	Negativo

5. Registo de dados e análise estatística :

Os dados foram registados no Microsoft Office Excel 2007 e no SPSS versão 22.0. O coeficiente de correlação entre as técnicas foi calculado através do teste kappa de Cohen.

5.1. Coeficiente kappa de Cohen: concebido para medir a concordância entre duas variáveis qualitativas, é definido por :

$$K = \frac{Po - Pe}{1 - Pe}$$

Com

K: Coeficiente de Cohen

Po: proporção de concordância observada

Pe: proporção de um acordo aleatório

5.2. Interpretação :

Tabela VI Interpretação do coeficiente de Cohen

K	Interpretação
<0	Discordância
0 - 0.2	Acordo muito fraco
0.21_0.4	Acordo fraco
0.41_0.6	Acordo moderado
0.61_0.8	Forte acordo
0.8_1	Uma combinação quase perfeita

6. Considerações éticas :

As regras gerais relativas à confidencialidade e à proteção dos dados específicos dos pacientes foram tidas em conta durante este trabalho. Todas as mulheres grávidas foram inquiridas e o seu anonimato foi respeitado aquando da análise dos dados.

Resultados

Resultados

1. Distribuição etária dos doentes :

Para determinar a distribuição etária da população estudada, agrupámo-la por escalões etários de 5 anos. Os resultados são apresentados no histograma abaixo:

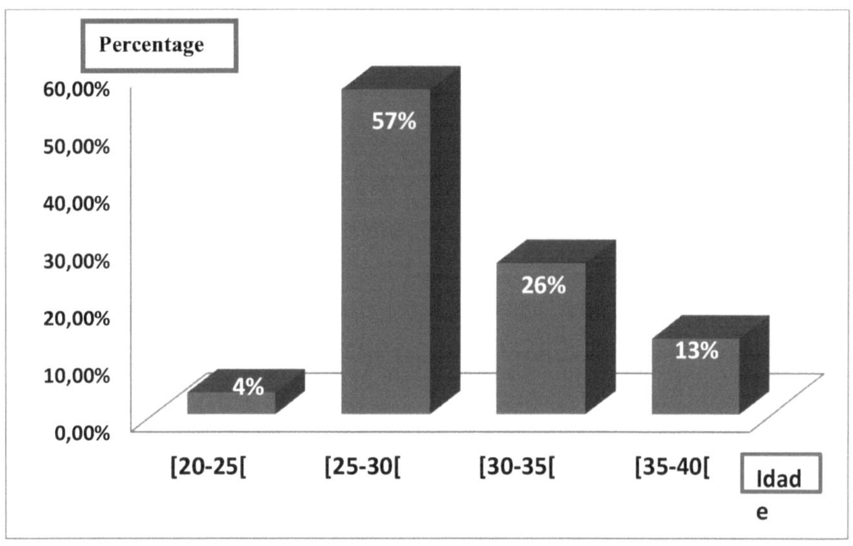

Figura 11 Distribuição etária da população estudada

De acordo com a figura anterior, a maioria das grávidas incluídas no nosso estudo tinha idades compreendidas entre os [25-30] anos, com uma percentagem de (57%). A idade média das nossas doentes foi de 29 ± 3,9 anos, com extremos de 22 e 40 anos.

2. Distribuição dos pacientes de acordo com a idade gestacional:

A análise dos resultados gestacionais da população estudada mostra que a maioria das grávidas consultou o laboratório durante a sua primeira gravidez (72%).

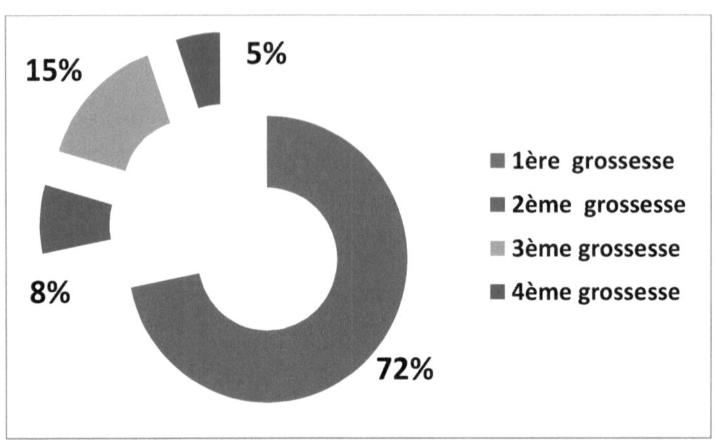

Figura 12 Distribuição dos pacientes de acordo com a idade gestacional

3. Repartição dos doentes por paridade

Foram consideradas as gestações com mais de 20 semanas de amenorreia. Os nossos resultados mostram que 51% das grávidas que se apresentaram para serologia da toxoplasmose eram primíparas.

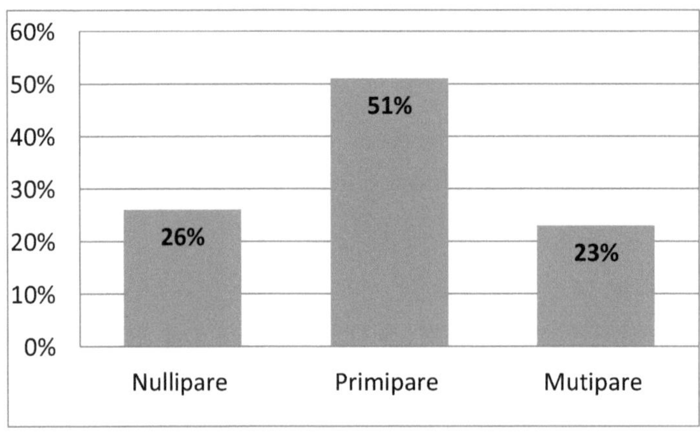

Figura 13 Distribuição dos pacientes por paridade

4. Distribuição dos pacientes de acordo com a idade gestacional:

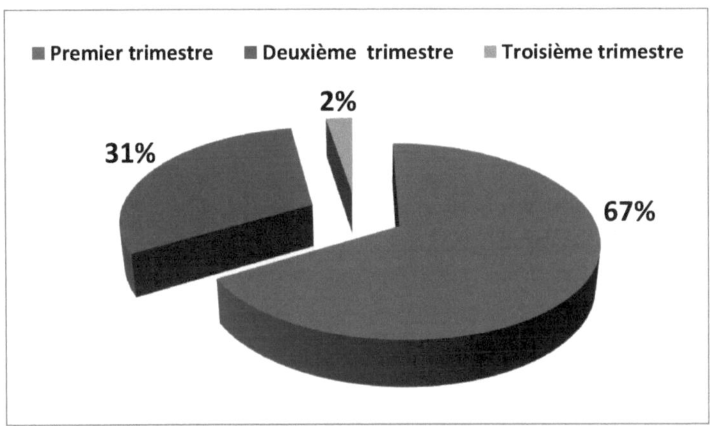

Figura 14 Distribuição dos pacientes de acordo com a idade gestacional

A figura acima mostra que 67% das pacientes submetidas ao rastreio da toxoplasmose estavam grávidas no primeiro trimestre.

5. ®TMComparação entre ECLIA (Elecsys Toxo IgG) e ELISA (Platelia Biorad TOXO IgG)

Subdividimos os 53 soros de gestantes em três grupos de acordo com o nível de IgG: G1 grupo cujo nível varia entre 30 e 300 UI/ml, G2 o segundo varia entre 300 e 1000 UI/ml e G3 o último acima de 1000 UI/ml. Todos os valores encontrados nos soros estudados pelas duas técnicas estavam acima do limiar de positividade, mostrando uma concordância total (P=1). Tentámos deduzir um coeficiente de multiplicação entre as duas técnicas utilizadas. ®TMPara a nossa amostra de soros estudados, os valores encontrados pelo método ECLIA (Elecsys Toxo IgG) são superiores aos encontrados pelo método ELISA (Platelia Biorad TOXO IgG).

Tabela VII Comparação entre ECLIA (Elecsys Toxo IgG) e ELISA (Platelia TM Biorad TOXO IgG)

Número de soros estudados	Título de IgG Por ECLIA no grupo estudado	Média títulos (ECLIA)	Número médio de acções (ELISA)	Coeficiente de multiplicação
17	G1 [30 ; 300 UI/ml [	139	73	2
19	G2 [300;1000 UI/ml [	460	154	3
17	G3 ≥1000 UI/ml	1770	203	9

6. ® TM Comparação entre ECLIA (Elecsys Toxo IgG) e ELISA semi-quantitativo (Platelia Testline TOXO IgG)

Todos os valores encontrados nos soros estudados pelas duas técnicas estavam acima do limiar de positividade, mostrando uma concordância total (P=1).

Tabela VIII Comparação entre ECLIA (Elecsys Toxo IgG) e ELISA (Platelia TM Testline TOXO IgG)

Número de soros estudados	Título de IgG Por ECLIA no grupo estudado	Títulos médios utilizando a técnica ECLIA	Índice médio IP
17	G1 [30 ; 300 UI/ml [	139	2,5
19	G2 [300;1000 UI/ml [	460	3,5
17	G3 ≥1000 UI/ml	1770	3,8

7. ®Comparação entre ECLIA (Elecsys Toxo IgG) e Blot-line *Toxoplasma* IgG

O quadro seguinte mostra um caso duvidoso em onze casos positivos pela técnica Blot-line, enquanto todos os doze casos estão acima do limiar de positividade, mostrando uma concordância quase perfeita (P= 0,947).

Tabela IX Comparação entre ECLIA e IgG *de Toxoplasma* em linha de blot

Syslab	1078	1527	1452	1741	762	1762	1644	1233	508	2019	1600	662
SAG 1	Dt	+	+	Dt	+	+	+	+	+	+	+	+
MIC 3	-	+	+	Dt	+	+	+	+	+	+	+	+
GRA7	-	-	+	Dt	+	-	+	+	+	+	Dt	+
GRA1	-	-	+	+	Dt	-	Dt	-	+	Dt	+	+
GRA8	Dt	-	Dt	Dt	+	+	+	+	+	+	dt	+
SAG2	-	-	-	-	-	-	-	-	-	-	-	-
+ / -	Dt	+	+	+	+	+	+	+	+	+	+	+
Título de ECLIA IgG (UI/ml)	**39**	**61**	**217**	**286**	**320**	**421**	**646**	**948**	**1168**	**1224**	**3057**	**4277**

Dt: duvidoso

Discussão

Discussão

O diagnóstico da toxoplasmose baseia-se principalmente em testes serológicos desenvolvidos para detetar anticorpos (Ac) dirigidos contra antigénios. A utilização de testes serológicos sensíveis e reprodutíveis, de antigénios cada vez mais purificados e a demonstração de anticorpos específicos pertencentes a diferentes isótipos resolveram a maior parte dos problemas de diagnóstico da toxoplasmose recentemente adquirida em doentes imunocompetentes.

Vários fabricantes fornecem testes comerciais para a determinação e quantificação de IgG, que geralmente têm um bom desempenho. A principal deficiência destes testes é a fraca normalização dos resultados entre as técnicas comercializadas, devido a variações na qualidade do antigénio de um kit para outro. Por este motivo, realizámos o nosso estudo com o objetivo de comparar as técnicas comercialmente disponíveis para a deteção de IgG *anti-Toxoplasma gondii* em mulheres grávidas.

A idade das pacientes que participaram variou de 22 a 40 anos, com idade média de 29 ± 3,9 anos. Nosso estudo mostra que as gestantes com idade entre 25 e 30 anos predominam (57%), seguidas por aquelas com idade entre 30 e 35 anos (26%). Os nossos resultados são semelhantes aos observados num estudo realizado por Christian Maucler Pamatika *et al* na República Centro-Africana em 2020 [9], que relatou uma idade média das mulheres grávidas de 25 ± 6 anos (com extremos de 16 e 40 anos). Verificaram que a população com idades compreendidas entre os 20 e os 34 anos era a mais representada (68%). A mesma observação foi feita por BELAID Amani *et al* na região de Biskra em 2022, onde uma grande proporção dos pacientes incluídos (61%) eram mulheres com idades entre 25 e 35 anos [10]. De facto, estas faixas etárias são consideradas como o período mais ativo em termos de maternidade e, por conseguinte, correspondem ao pico das consultas ginecológicas, daí a elevada frequência de visitas aos laboratórios de análises por parte destas faixas etárias para a serologia da toxoplasmose.

A maioria dos pedidos de testes de serologia da toxoplasmose é feita durante a primeira gravidez (72% dos casos), seguida de 15% durante a terceira gravidez. Os resultados encontrados num estudo em Tizi-Ouzou por FERSAOUI Dehbia (2022) indicam que a percentagem de mulheres estudadas é próxima, sendo 56% das mulheres primigestas [11]. Este teste deve ser solicitado durante a primeira gravidez para determinar o perfil serológico da mulher grávida e evitar quaisquer complicações.

De acordo com os resultados obtidos, a maioria das nossas pacientes são primíparas (51%), embora as nulíparas também estejam bem representadas (26%). Estes resultados são consistentes com os de HAMMACI Lynda et *al* em TIZI OUZOU em 2020, cujo estudo mostrou uma predominância de mulheres primíparas, com uma frequência avaliada em 54,62% [12]. Por outro lado, nosso estudo revelou um resultado contrário aos relatados por Mariam HAMAICHAT (2020) em Guelmim, onde aproximadamente um terço das mulheres eram primíparas e dois terços eram multíparas [13]. A predominância de mulheres primíparas e a diminuição de mulheres multíparas podem ser explicadas por um bom controlo da gravidez.

O nosso estudo mostra que a maioria dos pedidos de testes serológicos para a toxoplasmose foi efectuada durante o primeiro trimestre (67%), seguida de 31% no segundo trimestre. Outros estudos efectuados na Argélia por FERSAOUI Dehbia (2022) et *al* constataram que 38% foram feitos no primeiro trimestre de gravidez e 34% no segundo trimestre [11]. Em contraste com os nossos resultados, um estudo marroquino realizado por Mustapha AKOURIM *et al* em 2016 observou que 26,23% das mulheres grávidas compareceram à primeira consulta durante o primeiro trimestre de idade gestacional, 36,72% durante o segundo trimestre e 37,05% durante o terceiro trimestre [14].

A predominância de pedidos de testes durante o primeiro trimestre é explicada pelas boas competências dos médicos, que solicitam esta serologia o mais cedo possível na gravidez. No que diz respeito à disponibilidade de testes serológicos no segundo e terceiro trimestres, as mulheres grávidas atrasam os seus testes serológicos, provavelmente devido à falta de educação para a saúde e ao baixo nível económico. Para a nossa amostra de soros estudada, os valores encontrados por ECLIA e ELISA foram acima do limiar de positividade, mostrando uma concordância completa (p=1).

Villard *et al* (2016) comunicaram uma especificidade de 100% e uma sensibilidade de 97,2% para o kit Platelia Toxo Biorad [15]. Robert-Gangneux, num estudo realizado em França (2021), mostrou uma especificidade de 99,6% e uma sensibilidade de 98,6% para a técnica ECLIA [16]. No entanto, os resultados encontrados no nosso estudo pelo método ECLIA são mais elevados do que os encontrados por ELISA. Os factores de multiplicação para os resultados ECLIA vs ELISA são 2, 3 e 9 para os títulos de IgG [30 ; 300 UI/ml [, [300 ;1000 UI/ml [e ≥1000 UI/ml, respetivamente.

Esta diferença pode ser explicada pela diferença nos antigénios utilizados, uma vez que a resposta imune humoral inicial é dirigida primeiro contra os antigénios de membrana do parasita e depois contra os antigénios citoplasmáticos, quando a resposta imune tiver amadurecido. As técnicas que utilizam antigénios de membrana detectam a IgG anti-toxoplasmática mais cedo do que as que utilizam antigénios citoplasmáticos. Esta deteção precoce resulta num desfasamento temporal na evolução dos anticorpos. A comparação direta destas duas técnicas é difícil devido à heterogeneidade dos limiares de deteção. A expressão dos resultados em UI/ml tende a uniformizá-los, mas não é possível obter títulos idênticos com antigénios diferentes. Charlotte Martin encontrou o mesmo resultado, sabendo que Platelia (Biorad) utiliza antigénios relativamente semelhantes aos de Vidas, dando uma evolução semelhante dos anticorpos detectados, Charlotte concluiu que havia um desfasamento de 15 dias entre as curvas cinéticas de IgG para AxSYM (Abbot) e Vidas® (Biomérieux). O AxSYM® (Abbott) utiliza antigénios de membrana como o ECLIA [6].

®™No que diz respeito à comparação entre ECLIA (Elecsys Toxo IgG) e ELISA semi-quantitativo (Platelia Testline TOXO IgG), todos os valores encontrados nos soros estudados estavam acima do limiar de positividade, mostrando uma concordância total (P=1). Esta concordância pode ser explicada pela elevada sensibilidade das duas técnicas. Estes resultados estão de acordo com os resultados de Aref Teimouri, que mostrou uma concordância de 98% [17]. Relativamente à comparação entre ECLIA e Blot-line Toxo IgG, mostrámos uma concordância quase perfeita (P= 0,947) entre as duas técnicas.

Registou-se apenas um caso duvidoso por Blot-line e positivo por ECLIA com um nível de IgG fracamente positivo de 39 UI/ml. Esta discrepância pode ser explicada pelo limiar de positividade (30 UI/ml) que é muito próximo do valor encontrado.

Numa revisão sistemática de estudos que avaliaram o desempenho de kits comercializados para a deteção de IgG *anti-Toxoplasma*, Robert-Gangneux (2021) comunicou uma especificidade de 99,6% e uma sensibilidade de 98,6% para a técnica ECLIA [16]. Nesta revisão, o ECLIA apresentou uma sensibilidade média que varia entre 89,7% e 100% e uma especificidade que varia entre 91,3% e 100% para várias técnicas, incluindo o western blot, o que explica a boa concordância entre técnicas [16]. No que diz respeito às bandas, a banda SAG 1, que corresponde a um título IgG elevado, apareceu em soros com um título IgG elevado (n=10; 83%). Num estudo realizado na Bretanha por Sarah Dion em 2019, esta demonstrou que quase 100% dos doentes expressavam anticorpos dirigidos contra SAG1 [18]. A banda SAG 2 nunca apareceu nos soros estudados, uma vez que corresponde a uma infeção aguda. Quanto mais longa for a infeção, mais aparece a banda específica MIC 3, uma vez que os micronemas envolvidos na fase de invasão são expostos ao sistema imunitário secundariamente ao SAG.

Conclusão e perspectivas

Conclusão e perspectivas

A toxoplasmose é uma das doenças mais comuns, com consequências graves ou mesmo fatais em caso de seroconversão em mulheres grávidas. Os anticorpos anti-toxoplasma são marcadores de infeção e constituem a base do rastreio e monitorização da toxoplasmose.

O diagnóstico da seroconversão ao toxoplasma nem sempre é simples. Requer uma boa compreensão da variabilidade cinética dos anticorpos produzidos, a fim de datar a contaminação materna, com vista a um tratamento precoce e adequado.

Realizámos um estudo transversal no laboratório de Parasitologia-Micologia do Hôpital militaire principal d'instruction de Tunis entre 23 de janeiro de 2023 e 15 de abril de 2023. ™®Estudámos os títulos de IgG em 53 soros de mulheres grávidas com o objetivo de comparar várias técnicas serológicas para a deteção de IgG anti-toxoplasma: ELISA quantitativo (Platelia Toxo), ELISA semi-quantitativo (Platelia Testline TOXO IgG), ECLIA (Elecsys Toxo IgG) e Western Blot (Blot-line *Toxoplasma* IgG).

A idade média das nossas doentes foi de 29 ± 3,9 anos. Os testes serológicos foram solicitados durante a primeira gravidez (72%), em mulheres primíparas (51%) e em 67% durante o primeiro trimestre. Verificámos que o ELISA quantitativo e semi-quantitativo e o ECLIA mostraram uma concordância total (P=1) em termos de positividade, embora tenham mostrado uma diferença nos títulos de IgG devido a uma deslocação das curvas cinéticas. Por outro lado, foi encontrada uma concordância quase perfeita (P= 0,947) quando se comparou o ECLIA e o Western Blot, dada a presença de um caso duvidoso por Western Blot com um nível de IgG de 39 UI/ml próximo do limiar de positividade (30 UI/ml) do ECLIA.

No futuro, o rastreio da toxoplasmose poderia ser modificado e seria aconselhável introduzir um programa de vigilância serológica durante a gravidez como um primeiro passo na prevenção da toxoplasmose. É igualmente importante melhorar as técnicas de diagnóstico e normalizar os antigénios do toxoplasma utilizados nos kits comerciais.

Referências

Referências

[1]: Fanigliulo D, Marchi S, Montomoli E, Trombetta CM. Toxoplasma gondii em mulheres em idade fértil e durante a gravidez: um estudo de seroprevalência no centro e sul de Itália de 2013 a 2017. Can J Public Health. 2019;110(3):398-402

[2]: Programme conjoint en santé maternelle et néonatale. Cestas de cuidados essenciais em saúde materna e neonatal. dezembro de 2018.

[3] Robert-Gangneux F, Dion S. Toxoplasmose em mulheres grávidas. J Pediatr Puéric. 2020;33:209-220.

[4]: HAS. Diagnóstico biológico da toxoplasmose adquirida em indivíduos imunocompetentes (incluindo mulheres grávidas), toxoplasmose congénita (diagnóstico pré e pós-natal) e toxoplasmose ocular. Has Haute Autorité De Santé. 2017.

[5]: Associação Francesa de Professores e Profissionais Hospitalares Titulares de Parasitologia e Micologia Médica. Parasitoses e micoses: Repercutir as ECNi. Elsevier Masson. 2019.

[6] : Martin C. Serologia da toxoplasmose: comparação de duas técnicas: microplaca Platelia (biorad) e ligador automático (DIASORIN); estudo da avidez da IgG anti-toxoplasmática. Ann Biol Clin (Paris). 2006;64(3):245-250.

[7]: Ginecologia, obstetrícia, fertilidade e senologia. Toxoplasmose durante a gravidez: propostas actuais para uma gestão prática. Elsevier Masson França. 2019.

[8]: Dificuldades de interpretação da serologia da toxoplasmose. Rev Francoph Lab. 2022;545:33-39.

[9] : Pamatika CM, Sembene N, Mbeko-Simaleko M, Nembi G, Mossoro-Kpindé CD, Balekouzou A, Mavodé B, Andjingbopou Y. Soroprevalência de toxoplasmose em mulheres atendidas em clínicas pré-natais no Hospital Distrital de Bossembelé na República Centro-Africana em 2020. Rev Med Sante Trop. 2021;11:151-157.

[10]: BELAID A, BOUREDJI NE, Tese de Mestrado. Toxoplasmose em mulheres grávidas: Seroprevalência e avaliação de factores de risco. 29 de junho de 2022.

[11]: Fersaoui D, Rahali S. MONITORIZAÇÃO IMUNOLÓGICA DA TOXOPLASMOSE E DO RUBÉOLA EM MULHERES GRÁVIDAS. Mémoire de Master. Ano académico 2021-2022.

[12] : Hammaci L. Tese de fim de curso com vista à obtenção do grau de Doutor em Farmácia. Defendida em 30 de setembro de 2020.

[13]: Hamaichat M. Toxoplasmose em mulheres grávidas: Avaliação da soroprevalência, conhecimento e medidas preventivas na região de Guelmim. Tese apresentada e defendida publicamente em 24/07/2020.

[14]: Akourim M. Perceção e seroprevalência da Toxoplasmose em mulheres grávidas: Inquérito epidemiológico na região de Agadir-Inzegane. Tese apresentada e defendida publicamente em 17/06/2016.

[15] : Villard O, Cimon B, L'Ollivier C, et al. Ajuda na escolha de imunoensaios automatizados ou semiautomatizados para o diagnóstico serológico da toxoplasmose: avaliação de nove imunoensaios pelo Centro Nacional de Referência Francês para a Toxoplasmose. J Clin Microbiol. 2016;54(12):3034-3042.

[16]: Robert-Gangneux F, Guegan H. Anti-Toxoplasma IgG assays: What performances for what purpose? Uma revisão sistemática. Parasite (Paris, França). 2021; 28:39.

[17]: Teimouri A, Modarressi MH, Shojaee S, Mohebali M, Zouei N, Rezaian M, Keshavarz H. Deteção de imunoglobulina G específica de toxoplasma em soros humanos: comparação do desempenho de Dot-ELISA in house com ECLIA e ELISA. Springerplus. 2018 ;7(1) :372.

[18]: Dion S. Resposta imune e marcadores epidemiológicos na toxoplasmose congénita. Sarra Dion. 2019.

Apêndices

Apêndice 1

Elecsys Toxo IgG; cobas e 411 (ECLIA) REF : 04618815119

Reagentes - composição e concentrações

A embalagem de reagentes (M, R1, R2) está identificada como TOXIGG.

M Micropartículas revestidas com estreptavidina, 1 frasco (tampa transparente), 6,5 ml: micropartículas revestidas com estreptavidina 0,72 mg/mL, conservante

R1 Toxoplasma~biotin ag, 1 frasco (tampa cinzenta), 9 ml: antigénio específico de T. gondi (recombinante, E. Coli) biotinilado > 400 µg/L; tampão TRIS 50 mmol/L, pH 7,5; conservante

R2 Toxoplasmic ag~Ru(bpy) , 1 frasco (tampa preta), 9 mL: antigénio específico de T. gondi marcado com ruténio (recombinante, E. Coli) > 400 µg/L; tampão TRIS 50 mmol/L, pH 7,5; conservante

TOXIGG Cal1 Negative Calibrator 1 (tampa branca), 2 poços contendo cada um 1,0 ml: soro humano, não reativo para IgG anti-toxoplasma; tampão; conservante

TOXIGG Cal2 Positive Calibrator 2 (tampa preta), 2 poços contendo cada um 1,0 ml: Soro humano, reagente para IgG antitoxoplasmática-, aproximadamente 100 UI/mL; tampão; conservante

Equipamento auxiliar necessário

▪ Ref : 04618823190, PreciControl Toxo IgG, 16 x 1,0 mL

▪ Ref: 11732277122, Diluente Universal, 2 x 16 mL, diluente de amostras ou 03183971122, Diluente Universal, 2 x 36 mL, diluente de amostras

Ref 11776576322, CalSet Vials, 2 x 56 frascos vazios com rolha

Equipamento normal de laboratório

Analisador cobas e

Equipamento auxiliar para o analisador cobas e 411 :

▪ Ref: 11662988122, ProCell, 6 x 380 mL, tampão do sistema

Ref: 11662970122, CleanCell, 6 x 380 mL de solução de lavagem para a célula de medição.

▪ Ref: 11930346122, Elecsys SysWash, 1 x 500 mL, aditivo para solução de lavagem

▪ Ref: 11933159001, Adaptador SysClean

▪ Ref : 11706802001, AssayCup, 60 x 60 cuvetes de reação

▪Ref : 11706799001, AssayTip, 30 x 120 pontas de pipeta

▪Ref : 11800507001, Clean-Liner

Apêndice 2

™Platelia Testline TOXO IgG REF: TgG096

- **Reagentes (Figura 1)**

***Placa de microtitulação**: sensibilizada ao antigénio, 12 x 8 poços em saco com dessecante (1 unidade). *Controlo negativo (padrão 1) 0,1 U/ml: solução que não contém anticorpos humanos específicos, pronta a utilizar (1*2ml). *Controlo de corte (padrão 2) 6 UI/ml: solução contendo anticorpos humanos específicos, pronta a utilizar (1*3ml). *Controlo positivo (padrão 3) 60 UI/ml: solução contendo anticorpos humanos específicos, pronta a utilizar (1*2ml). *Diluente de amostra 5: Tampão com estabilizadores de proteínas, pronto a usar (1*105ml). *TMB-Complete 2: solução de substrato cromogénico contendo TMB/H202, pronta a usar (1*15ml). *Solução de lavagem: tampão concentrado 20x (1*75ml). *Solução de paragem: Solução ácida, pronta a usar (1*15ml).

- Preparação de reagentes :

*Diluir a solução de lavagem 1:20 (1 parte de solução e 19 partes de água destilada); por exemplo, 75 ml de solução de lavagem concentrada + 1425 ml de água destilada.

* Os padrões, conjugados e substrato (TMB-completo) estão prontos a utilizar, não sendo necessária qualquer diluição.

- Preparação da amostra :

*Mistura de amostras
*Diluir as amostras: soro/plasma 1:101 (10 µl + 1 ml)

- Avaliação semi-quantitativa do índice de positividade :

*Deixar o primeiro poço vazio (branco).

*Pipetar 100 µl de controlo negativo para um poço.

*Pipetar 100ul de CUT-OFF (padrão 2) em 2 poços.

*Pipetar 100ul de controlo positivo para um poço.

*Pipetar as amostras diluídas para os outros poços.

* Cobrir a microplaca com a tampa e incubar a 37◦C durante 60 minutos.
* Aspirar o conteúdo dos poços e lavar 5x com a solução de lavagem. Finalmente, pressionar a microplaca de cabeça para baixo sobre papel absorvente para remover qualquer solução remanescente.

* Pipetar 100 ul do conjugado em todos os poços exceto A1 * Cobrir a microplaca com a tampa e incubar a 37◦C durante 60 minutos. * Aspirar o conteúdo dos poços e lavar 5x com a solução de lavagem. Finalmente, pressionar a microplaca de cabeça para baixo sobre papel absorvente para remover qualquer solução remanescente.

* Pipetar 100 ul de TMB-Complete em todos os poços. Evitar a contaminação.

* Cobrir a microplaca com a tampa e incubar a 37◦C durante 20 minutos no escuro.

* Parar a reação adicionando 100 ul da solução de paragem pela mesma ordem e nos mesmos intervalos em que foi adicionado o substrato. *Efetuar a leitura da intensidade da cor nos poços em relação ao branco, utilizando um espetrofotómetro regulado para 450 nm. A absorvância deve ser lida nos 30 minutos seguintes à paragem da reação.

Apêndice 3

IgG para Toxoplasma em linha de blot REF: TgGL20

+1x5 ml: Controlo negativo: Solução sem anticorpos específicos, pronta a utilizar 1x5 ml

: Controlo positivo: Solução com anticorpos específicos, pronta a utilizar 2 x 20 ml

: Conjugado: Solução com (fração de imunoglobulina animal para IgG humana), pronta a utilizar

2 x 20 ml: Solução de substrato: Tampão com BCIP e NBT, pronta a utilizar1x 300 ml: Solução universal: Tampão para diluir as amostras e lavar as tiras, pronto a usar. 2 peças: Película adesiva transparente

+Preparação da amostra Diluir as amostras bem misturadas 1:51 com a solução universal: 30 ul de amostra 1,5 ml de solução universal, misturar bem.**+Procedimento de análise**1. Antes da utilização, retirar todos os componentes da caixa do kit e deixá-los equilibrar à temperatura ambiente durante cerca de 60 minutos. Misturar bem.

2.Pipetar 2,5 ml da solução universal para cada poço do tabuleiro de incubação. É necessário um poço por amostra de teste.

3. Utilizar uma pinça para agarrar a parte inferior da tira não coberta pela membrana, retirar a tira-tampão e colocar uma tira em cada poço. A tira deve ser completamente imersa na solução universal. Incubar as tiras BL à temperatura ambiente num agitador durante 10 minutos. Devolver imediatamente as tiras não utilizadas ao saco com dessecante e selar o saco.

4. Aspirar a Solução Universal dos poços..

5. Pipetar 1,5 ml das amostras diluídas para os poços e incubar num agitador durante 30 minutos. Quando utilizar os Controlos Negativo e Positivo, não os diluir. Estão prontos a utilizar. Em alternativa, as amostras podem ser diluídas diretamente nos poços. Pipetar 1,5 ml da solução universal para os poços com as tiras húmidas. De seguida, adicionar 30 ul de amostra a cada poço. Este método de diluição requer a mistura completa do poço.

6.Aspirar as amostras diluídas..

7.Lavar as tiras com 1,5 ml da solução universal durante 3 x 5 minutos de cada vez num agitador.

8. Pipetar 1,5 ml de conjugado para cada poço e incubar à temperatura ambiente num agitador durante minutos.

9. Aspirar o conjugado.

10. . Lavar as tiras com 1,5 ml de Solução Universal durante 3 x 5 minutos de cada vez, num agitador.

11.Pipetar 1,5 ml de solução de substrato para cada poço e incubar à temperatura ambiente num braço oscilante durante 15 minutos

12.. a solução de substrato e lavar cada tira com 2 ml de água destilada, durante 2 x 5 minutos de cada vez, num agitador.. Retirar as tiras do tabuleiro de incubação e transferi-las para as molduras adesivas indicadas no protocolo de avaliação.

13. Deixar as tiras secar ao ar. Avaliar as tiras secas.

14.Para uma conservação a longo prazo, proteger as tiras da luz, cobrindo-as com uma folha autocolante transparente.

Apêndice 4

TMPlatelia Biorad TOXO IgG REF:72840

O teste é efectuado nas seguintes fases:

- **Etapa 1:** As amostras a estudar e os calibradores são diluídos 1:21 e depois colocados nos poços da microplaca. Durante esta incubação de 1 hora a 37°C, a IgG anti-T. *gondii* presente na amostra liga-se ao antigénio de T. gondi fixado nos poços da microplaca. A IgG não específica de T. gondii e outras proteínas do soro são removidas por lavagem no final da incubação.

- **Etapa 2:** O conjugado (anticorpo monoclonal específico para cadeias gama humanas e marcado com peroxidase) é depositado em todos os poços da microplaca. Durante esta incubação de 1 hora a 37°C, o anticorpo marcado liga-se à IgG do soro que reagiu com o antigénio de T. gondi. O conjugado não ligado é eliminado por lavagem no final da incubação.

- **Etapa 3:** A presença de quaisquer complexos (Ag de *T. gondii*, IgG anti-T. *gondii*, conjugado anti-IgG) formados é revelada pela adição de uma solução de revelação enzimática a cada poço.

- **Passo 4:** Após incubação à temperatura ambiente (+18-30°C), a reação enzimática é interrompida pela adição de uma solução de ácido sulfúrico 1N. A densidade ótica lida a 450/620 nm é proporcional à quantidade de IgG anti-T. *gondii* presente na amostra a testar. A densidade ótica é convertida em UI/ml utilizando uma gama de referência padrão calibrada de acordo com a norma internacional TOX-M da OMS.

Composição do kit :

Rotulagem	Natureza dos reagentes	Apresentação
R4a Calibrador 6	**Calibrador 6 UI/ml**: Soro humano reativo para IgG anti-T. gondii, e negativo para HBsAg e para anticorpos anti-HIV1, anti-HIV2 e anti-HCV Conservante: (0,098%) ProClin™ 300	1 x 0,75 ml
R4b Calibrador 60	**Calibrador 60 UI/ml**: Soro humano reativo para IgG anti-T. gondii, e negativo para HBsAg e para anticorpos anti-HIV1, anti-HIV2 e anti-HCV Conservante: (0,098%) ProClin™ 300	1 x 0,75 ml
Calibrador R4c 240	**Calibrador 240 UI/ml**: Soro humano reativo para IgG anti-T. gondii e negativo para HBsAg e para anticorpos anti-HIV1, anti-HIV2 e anti-HCV Conservante: (0,098%) ProClin™ 300	1 x 0,75 ml
Conjugado R6 (51X)	**Conjugado (51X):** Anticorpo monoclonal de ratinho anti-cadeia gama humana acoplado a peroxidase Conservante: (0,159%) ProClin™ 300	1 x 0,7 ml
R7 Thinner	Diluente e Conjugado de Espécime (pronto a usar): Tris-NaCl (pH 7,7), glicerol, 0,1% Tween® 20, vermelho de fenol Conservante: (0,148%) ProClin™ 300	1 x 100 ml
R9 Cromogénio TMB	**Cromogénio** (pronto a usar): 3,3',5,5' tetrametilbenzidina (< 0,1%), H2O2 (<1%)	1 x 28 ml
Solução de paragem R10	**Solução de paragem** (pronta a usar): Solução de ácido sulfúrico 1N	1 x 28 m

*** Reconstituição de reagentes:**

- R1: Deixar regressar à temperatura ambiente (+18-30°C) durante 30 minutos antes de abrir a saqueta. Retirar a moldura e recolocar imediatamente as tiras não utilizadas na saqueta, verificando a presença do dessecante. Fechar cuidadosamente a saqueta e conservar a +2-8°C.

- R2: Diluir a solução R2 1:20 com água destilada: 50 ml de R2 em 950 ml de água destilada. Obtém-se assim uma solução pronta a utilizar. São necessários 350 ml de solução de lavagem diluída para uma placa inteira de 12 tiras de lavagem manual.

- R3, R4a, R4b, R4c: Diluir 1:21 com o Diluente (R7) (exemplo: 300 µl de R7 + 15 µl de Calibrador).

- R6+R7: O conjugado R6 apresenta-se numa forma líquida 51 vezes mais concentrada. Homogeneizar antes de utilizar. Diluir 1:51 com Diluente (R7). Para uma placa completa, diluir extemporaneamente 0,5 ml de Conjugado (R6) em 25 ml de Diluente (R7). Dividir os volumes por 10 para uma tira.

* **Procedimento :**

1. Elaborar cuidadosamente um plano de distribuição e identificação dos calibradores e das amostras dos doentes.

2. Preparar a solução de lavagem diluída (R2) [Consultar a secção 7.2].

3. Retire a estrutura de suporte e as tiras (R1) da embalagem de proteção [Ver secção 7.2].

4. Em tubos identificados individualmente, diluir os calibradores R3, R4a, R4b, R4c e as amostras dos doentes a testar 1:21 no Diluente (R7), ou seja, 300 µl de Diluente (R7) seguidos de 15 µl de amostra. Misturar bem (vortex).

5. Distribuir 200 µl de calibradores e amostras diluídas em cada copo, como se segue:

	1	2	3	4	5	6	7	8	9	10	11	12
A	R3	S5	S13									
B	R4a	S6										
C	R4b	S7										
D	R4c	S8										
E	S1	S9										
F	S2	S10										
G	S3	S11										
H	S4	S12										

6. Cobrir a microplaca com uma película adesiva, pressionando bem toda a superfície para garantir uma vedação estanque. Em seguida, incubar imediatamente a microplaca num banho de água termostático ou numa incubadora de microplacas seca durante 1 hora ± 5 minutos a 37°C ± 1°C.

7. Antes do final da primeira incubação, preparar a solução de trabalho do conjugado (R6+R7).

8. No final da primeira incubação, remover a película adesiva, aspirar o conteúdo de todos os poços para um recipiente de resíduos contaminado (contendo hipoclorito de sódio) e lavar 4 vezes com 350 µl de Wash Solution (R2). Secar as tiras virando-as sobre uma folha de papel absorvente e batendo ligeiramente para remover toda a Solução de Lavagem.

9. Dispensar imediatamente 200 µl da solução de trabalho do conjugado (R6+R7) em todos os poços. Agitar suavemente antes de utilizar.

10. Cobrir a microplaca com uma nova película adesiva, pressionando bem toda a superfície para garantir uma vedação estanque. Incubar a microplaca num banho de água termostático ou numa incubadora de microplacas seca durante 1 hora ± 5 minutos a 37°C ± 1°C.

11. No final da segunda incubação, remover a película adesiva, aspirar o conteúdo de todos os poços para um recipiente de resíduos contaminado (contendo hipoclorito de sódio) e lavar 4 vezes com 350 µl de Wash Solution (R2). Secar as tiras virando-as sobre uma folha de papel absorvente e batendo ligeiramente para remover toda a Solução de Lavagem.

12. Distribuir rapidamente 200 µl de cromogénio (R9) em todos os poços, protegidos da luz intensa. Deixar a reação desenvolver-se no escuro durante 30 ± 5 minutos à temperatura ambiente (+18-30°C). Não utilizar película adesiva durante esta incubação.

13. Parar a reação enzimática adicionando 100 µl de solução de paragem (R10) a cada poço. Adotar a mesma sequência e taxa de distribuição que para a solução de revelação.

14. Limpar cuidadosamente a parte inferior das placas. Ler a densidade ótica a 450/620 nm utilizando um leitor de placas nos 30 minutos seguintes à paragem da reação. Guardar sempre as tiras num local escuro antes da leitura.

15. Antes de transcrever os resultados, verificar se a leitura corresponde ao plano de distribuição das placas e das amostras.

Apêndice 5

Folha de recolha de dados

Data: .... Número Syslab: ....

I. Informações pessoais

*Apelido: .... Nome próprio: ....

*Idade:........................ Número de telefone:.................

II. Informação clínica para mulheres grávidas

*Número de gravidezes: ......

*Paridade: Nullipare☐ Primipare☐ multipare☐

* Idade gestacional: 1º trimestre ☐ 2º trimestre ☐ 3º trimestre ☐

III. Serologia

*Estado imunitário da toxoplasmose :

Título de anticorpos IgG por ECLIA: ....UI/ml

Título de anticorpos IgG por Biorad ELISA: ....UI/ml

Índice de anticorpos IgG por Testline ELISA: ....

Resultado da linha de blot de IgG: negativo ☐ duvidoso ☐ positivo ☐

Resumo

Introdução :

O diagnóstico da toxoplasmose em mulheres grávidas é obrigatório e baseia-se principalmente na serologia. A serologia assenta em várias técnicas baseadas na deteção sistemática de IgG e IgM. O objetivo deste estudo foi comparar três técnicas serológicas de deteção de IgG anti-toxoplasma.

Materiais e métodos:

Trata-se de um estudo transversal realizado no laboratório de Parasitologia-Micologia do Hôpital militaire principal d'instruction de Tunis entre 23 de janeiro de 2023 e 30 de abril de 2023. ®Estudámos o título de IgG em 53 soros de mulheres grávidas inicialmente testados pela técnica ECLIA (Elecsys Toxo IgG), subdivididos em três grupos de acordo com o nível de IgG. ™™ Estes soros foram depois novamente testados por ELISA quantitativo (Platelia Biorad), ELISA semi-quantitativo (Platelia Testline) e Blot-line *Toxoplasma* IgG.

Resultados :

A idade média das nossas doentes foi de 29 ± 3,9 anos (extremos 22 e 40 anos). Os testes serológicos foram solicitados durante a primeira gravidez (72%), em mulheres primíparas (51%) e em 67% durante o primeiro trimestre. Comparámos 3 grupos de soros: grupo 1 [30-300 UI/ml] (n=17), grupo 2 [300-1000 UI/ml] (n=19) e grupo 3 [>1000 UI/ml] (n=17). O ECLIA e o ELISA quantitativo e semi-quantitativo mostraram uma concordância total (p=1), mas os títulos de IgG por ECLIA foram mais elevados. Os factores de multiplicação para os resultados de ECLIA vs ELISA foram 2, 3 e 9 para os grupos 1, 2 e 3, respetivamente. Por outro lado, foi observada uma concordância quase perfeita (P= 0,947) quando se comparou o ECLIA e o Western Blot, dada a presença de um caso duvidoso por Western Blot com um nível de IgG de 39 UI/ml próximo do limiar de positividade (30 UI/ml) do ECLIA.

Conclusão:

O nosso estudo revela uma boa concordância entre as técnicas serológicas utilizadas. O ECLIA parece ser a mais sensível das técnicas estudadas. Além disso, para títulos próximos do limiar de positividade do ECLIA, recomenda-se a utilização de uma segunda técnica de confirmação.

Palavras-chave: toxoplasmose, ECLIA, ELISA, western blot, IgG.

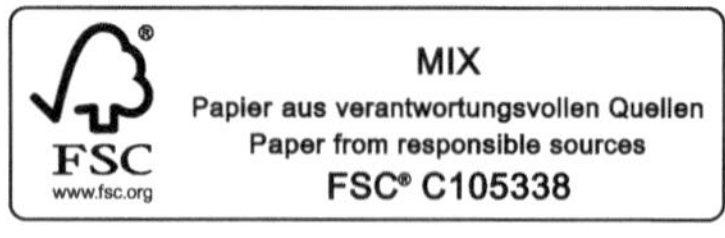

Printed by Books on Demand GmbH, Norderstedt / Germany